Dr JOAL
MONT-DORE

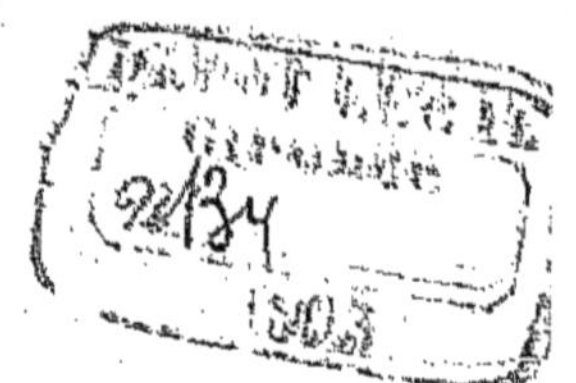

ODEURS

ET

TROUBLES DIGESTIFS

PARIS
J. RUEFF & Cie, ÉDITEURS
106, BOULEVARD SAINT-GERMAIN
—
1903

Ouvrages du même Auteur :

Essai sur les Eaux du Mont-Dore. A. Delahaye, Paris, 1875.
De l'Inhalation. A. Delahaye, Paris, 1876.
De la Pulvérisation. A. Delahaye, Paris, 1877.
Des Hémoptysiques. A. Delahaye, Paris, 1878.
De la Toux et de son Traitement. A. Delahaye, Paris, 1879.
Notice médicale sur la Bourboule. Clermont-Ferrand, 1879.
De la Médication Mont-Dorienne et de ses contre-indications dans le traitement des affections respiratoires. A. Delahaye, Paris, 1880.
De l'Arthritisme et de ses manifestations sur les organes de la respiration. Traitement. Asselin, Paris, 1882.
De la Laryngite syphilitique secondaire. In Rev. de Laryng. Bordeaux, 1881.
Des Lésions du larynx chez les tuberculeux. In Arch. générales de Médecine. Mai-août 1881.
Des Rapports de l'asthme et des polypes muqueux du nez. In Arch. générales de Médecine. Avril-mai 1882.
De l'Angine sèche et de sa valeur séméiologique dans la glycosurie et l'albuminurie. In Rev. mensuelle de Laryng. et d'Otol. Juin-juillet 1882.
De l'Adénopathie bronchique chez les enfants et son traitement. Asselin, Paris, 1883.
Étude sur les fluxions de la muqueuse laryngée. In Revue mensuelle de Laryngologie et d'Otologie. Mars-avril 1884.
Les Maladies des enfants au Mont-Dore. Hyperémie et inflammation de la muqueuse nasale. Catarrhe chronique du nez. Asselin, Paris, 1884.
Catarrhe naso-pharyngien. Catarrhe de l'oreille moyenne. In Arch. d'Hydrologie. Mai 1885.
Angine catarrhale chronique. Pharyngite glanduleuse.
Amygdalite chronique. In Arch. d'Hydrologie. Avril-juin-août 1886.
De l'Orchite et de l'Ovarite amygdaliennes. In Arch. générales de Médecine. Mai-juin 1886.
Le Vertige nasal. Société française de Laryngologie, 1887.
De l'Épistaxis génitale. In Rev. mensuelle de Laryngologie. Février-mars 1888.
Des Céphalées de croissance. Société française de Laryngologie, 1888.
Étude étiologique sur l'œsophagisme. In Revue mensuelle de Laryngologie. Avril-mai 1889.
Sur certains phénomènes de la ménopause d'origine génito-nasale. In Congrès international de Laryngologie. Paris, 1889.
Recherches spirométriques dans les affections nasales. Revue d'Otologie et de Laryngologie. Mai-juin 1890.
Spasmes œsophagiens dus à l'hypertrophie de la quatrième amygdale. Société de Laryngologie. Mai 1890.
De l'Asthme ganglionnaire. In Archives générales de Médecine. Avril 1891.
Du Mécanisme de la respiration chez les chanteurs. Revue de Laryngologie. Avril-mai 1892.
Fièvre amygdalienne et Purpura. Société française de Laryngologie, 1892.
Hémorragies de l'amygdale linguale et Hémoptysies. Société française de Laryngologie, 1893.
Des Odeurs et de leur influence sur la voix. Revue de Laryngologie. Février-mars 1894.
Réflexes amygdaliens. Société française de Laryngologie, 1894.
Recherches pathogéniques sur le rhume des foins. Revue de Laryngologie, 1895.
Deux cas d'anosmie guérie par des douches d'acide carbonique. Société française de Laryngologie, 1895.
Congestions laryngées d'origine nasale. Revue de Laryngologie, 1896.
Aphonie d'origine olfactive. Société française de Laryngologie, 1896.
Epistaxis dues aux odeurs. Société française de Laryngologie, 1897.
Du Classement des voix. Revue de Laryngologie. Avril 1898.
Urticaire et Odeurs. Société française de Laryngologie, 1899.
Du Gaz carbonique dans les affections nasales. Revue de Laryngologie. Mai 1900.
Vertiges et Odeurs. Revue de Laryngologie. Mai 1901.
Angine sèche et Brightisme. Revue de Laryngologie. Mai 1902.

DE LA RESPIRATION DANS LE CHANT

1 vol. in-18. — J. Rueff et Cie, éditeurs, 1894.

LE MÊME : **On Respiration in Singing**

Traduction de NORRIS WOLFENDEN. — Londres, F.-J. Rebmann, éditeur, 1895.

ODEURS ET TROUBLES DIGESTIFS

Par le Dr JOAL, du Mont-Dore.

Dans de précédentes publications, nous nous sommes déjà occupé de l'influence des odeurs sur l'organisme, nous avons étudié les névropathies réflexes qu'elles sont susceptibles de déterminer du côté des voies respiratoires; nous avons attiré l'attention sur les rhinites vaso-motrices, les éternuements spasmodiques, épistaxis, congestions laryngées, enrouement, aphonie, baisse de la capacité thoracique, accès d'asthme.

Nous avons aussi rapporté quelques cas d'urticaire et de vertige, occasionnés par les parfums.

On a vu que ces différentes manifestations sont rarement isolées dans leur apparition, qu'elles coïncident ou alternent le plus souvent avec d'autres phénomènes de même origine, tels que céphalalgie, pâleur de la face, sueurs froides, mouches volantes, éblouissements, angoisse, cardialgie, palpitations, défaillance, syncope, convulsions, crises hystériques et épileptiques.

Ajoutons à cette liste les troubles digestifs que nous allons passer en revue dans ce travail : les nausées, vomissements, diarrhée, salivation exagérée, névralgie dentaire, contraction spasmodique de l'œsophage.

De ces derniers accidents, portant sur l'appareil de la digestion, ce sont assurément les nausées qui de beaucoup s'observent le plus fréquemment.

Des exemples communs et journaliers montrent que la nausée est souvent due à l'impression des particules odorantes sur la membrane olfactive. Cette notion nous est familière à tous. Du reste, les expressions *odeurs nauséeuses, nauséabondes,* sont d'un usage courant.

Dans leurs essais de classification, quelques naturalistes ont tenu compte de cette propriété spéciale des odeurs. Ainsi Linné admet sept classes : odeurs 1° aromatiques, 2° flagrantes, 3° ambrosiaques, 4° alliacées, 5° fétides, 6° repoussantes, 7° *nauséeuses.*

Debay *(Les parfums et les fleurs)* établit neuf catégories, et réserve la huitième aux odeurs nauséeuses.

Mais il est utile de faire remarquer que le qualificatif *nauséeux,* appliqué aux odeurs, implique généralement une idée de répugnance, de dégoût, qui permettrait de supposer que les émanations repoussantes ou tout au moins désagréables ont seules le pouvoir de provoquer des nausées. Or il n'en est rien. Le même réflexe est aussi occasionné, à un degré de fréquence toutefois bien moindre, par les effluves agréables, par les senteurs les plus suaves, ainsi que le font voir quelques-uns des faits et citations qui suivent.

Boyle *(Iatrologism. observ.)* rapporte le cas d'un homme fort et robuste à qui l'odeur du café à l'eau donnait des *nausées.*

Linné *(Amœnit. acad.)* raconte que les émanations qui s'élèvent des racines fraîches d'ellébore blanc causent aux personnes qui les arrachent de violents *vomissements.*

Cabanis *(Rapport du physique et du moral de l'homme)* écrit : « Il existe entre le nez et le canal intestinal certaines sympathies singulières. Tout le monde sait que certaines mauvaises odeurs soulèvent l'estomac et amènent des *vomissements terribles.* »

Guersent (*Diction. des sciences méd.*, 1818) fait observer que : « Les fleurs dont les émanations sont nuisibles sont principalement douées d'une odeur suave et comme nauséeuse tels sont les lis, les narcisses, les tubéreuses, la violette, la rose, le sureau, qui déterminent des accidents assez variés.

L'effet qu'elles produisent d'abord est ordinairement la céphalalgie. D'autres fois, elles excitent sur-le-champ les *vomissements*, la cardialgie et l'oppression ou même la syncope. »

Cloquet *(Osphrésiologie)* sait que l'odeur des fleurs de plusieurs magnoliers a une action très prononcée sur le système nerveux, et que celle du *magnolia tripetala* provoque souvent des *nausées*.

Béclard *(Physiologie)* enseigne que « les odeurs les plus suaves pour la plupart des autres hommes deviennent pour quelques-uns le sujet de répulsions qui peuvent aller jusqu'à la syncope, et que l'effet prolongé des odeurs fortes amène chez la plupart des individus la migraine, les *nausées*, etc. ».

Reveil, dans l'ouvrage de Piesse, *Les odeurs et les parfums*, dit qu'une fleur oubliée dans une chambre à coucher a pu causer de la céphalalgie, des vertiges, des *nausées*.

Mandl *(Hygiène de la voix)* note que « des migraines, des *nausées*, des vertiges, des éblouissements ont été constatés chez les femmes nerveuses qui séjournent dans une chambre remplie de fleurs ».

Debay *(Les parfums et les fleurs)* nous apprend que l'odeur de la cannelle est la cause de maux de cœur chez beaucoup de personnes, et que les émanations de la pivoine, de l'asaret, de la lobélie et de la stapélie donnent lieu à des *nausées* et quelquefois à des *vomissements*.

Poinsot *(Olfaction, in Dict. Jaccoud)* estime qu'il est des cas où l'impression olfactive, retentissant sur les centres nerveux, est l'origine incontestable de certains accidents. « Une jeune femme, dit-il, à laquelle je donnais mes soins, ne pouvait sentir aucun parfum sans avoir une céphalée violente, des *nausées*, et présenter même des menaces de syncope. Une personne de ma famille ne peut demeurer auprès d'un bouquet, alors même qu'elle se trouve dans un vaste appartement, sans éprouver les mêmes symptômes. »

Enfin, Bonnier *(Le vertige)* écrit : « L'odeur de quelques substances provoque la *nausée* plus encore que leur goût, et nous n'ignorons pas, d'ailleurs, que nous prenons souvent pour des perceptions gustatives des perceptions purement olfactives. Chacun peut trouver, avec un peu de recherches, les odeurs qui l'étourdissent, le troublent, le grisent, et inversement celles qui coupent et suppriment les étourdissements et les nausées. »

Voici maintenant sept faits personnels où les symptômes, nausées et vomissements étaient manifestement liés à l'action des odeurs. Ces observations ayant été déjà publiées, nous n'en donnons qu'un résumé, et n'en reproduisons que les particularités ayant trait à cette étude.

Observation I. — In *Des odeurs et de leur influence sur la voix*, 1894.

Mlle X..., âgée de vingt ans, a un tempérament nerveux très accusé, elle se laisse impressionner facilement par le moindre parfum, elle fuit les soirées, les bals, les réunions, parce qu'elle ne peut supporter les odeurs inhérentes aux milieux mondains. Elle a en horreur les parfums de la rose, de la violette, du muguet, de l'héliotrope, du jasmin, qui occasionnent chez elle des migraines, vertiges, *nausées, vomissements*, palpitations, syncopes. Ces troubles sont presque toujours précédés ou accompagnés d'éternuements et d'enchifrènements légers. Ayant fait sentir de l'essence de roses à la jeune fille, la muqueuse nasale s'injecte presque aussitôt.

Obs. II. — In *Aphonies d'origine olfactive*, 1896.

X... est un garçon de dix-huit ans, névropathe, qui apprend depuis quelques mois le métier de confiseur, et il se plaint de ne pouvoir se livrer à son travail, l'odeur des différentes essences employées en confiserie amenant chez lui des céphalalgies, des *vomissements*, des vertiges, des défaillances, des enrouements. Hypertrophie peu marquée de la muqueuse, à la partie antérieure du cornet inférieur droit. Aucune zone d'hyperesthésie.

Nous soumettons pendant quelques minutes le malade à l'influence de l'essence de pommes (éther amylacétique), et nous constatons bientôt une injection et une tuméfaction de la muqueuse nasale, plus accusée du côté droit; puis de la céphalalgie frontale, des vertiges et des *nausées*.

Obs. III. — In *Épistaxis dues aux odeurs,* 1897.

Mme X..., âgée de trente-deux ans, neuro-arthritique, d'un caractère irritable, a de tout temps éprouvé une grande aversion pour le parfum des fleurs, surtout le lilas, la rose, la jacinthe, la tubéreuse, le gardenia, le mimosa, qui déterminent de la migraine et des vertiges le plus ordinairement. Cependant, à deux reprises différentes, ayant été placée, dans des dîners, auprès de corbeilles de fleurs odorantes, elle fut prise de céphalalgie, *nausées* et de saignements de nez. Les préparations de toilette au musc, ambre, civette, benjoin, restent sans effet chez cette malade.

Obs. IV. — In *Épistaxis dues aux odeurs.*

X... est un jeune étudiant qui a toujours été incommodé par l'odeur de certaines substances en combustion, il ne peut supporter les produits volatils qui se dégagent du beurre, de la graisse, de l'huile, de la corne brûlée ; s'il passe près de l'atelier d'un maréchal au moment où l'on ferre un cheval, si, dans la rue, on répare un trottoir avec de l'asphalte, il doit aussitôt se sauver. Pour peu qu'il reste soumis quelques moments à l'influence de ces sensations olfactives, il est pris de malaises, d'éternuements, céphalgie, vertige et parfois de *nausées* et *vomissements.*

L'odeur qu'il redoute le plus est celle produite par la combustion du pétrole. Ayant voulu un jour suivre en bicyclette une automobile, il fut atteint de migraines, *nausées,* syncope et épistaxis. Il aime beaucoup les parfums de toilette, eau de Cologne, Portugal, patchouli et les senteurs de la plupart des fleurs.

Obs. V. — In *Urticaire et odeurs,* 1899.

X..., âgé de quinze ans, très irritable, ne peut percevoir l'odeur de l'huile, de la graisse, du pétrole, de la corne brûlée, de l'essence de térébenthine, de la benzine, du phénol, sans voir survenir, à des degrés variables suivant les cas, de la céphalalgie frontale, des *nausées* et *vomissements,* de l'oppression, phénomènes ordinairement précédés d'éternuements, d'écoulement nasal et d'enchifrènement. Nous avons été appelé auprès de ce malade dans les circonstances suivantes. Un flacon de sulfure de carbone est, en partie, répandu sur les vêtements du jeune homme, qui ne peut s'en débarrasser aussitôt. Les éternuements et autres symptômes nasaux ne tardent pas à paraître, puis se montrent de la céphalalgie frontale, des *nausées,* et un accès d'asthme. Enfin, nous assistons au développement d'une éruption ortiée.

*

Obs. VI. — In *Vertiges et odeurs*, 1901.

X..., peintre paysagiste, trente ans, affecté d'*hay fever*. Les parfums de toilette lui sont très désagréables, leur action prolongée amène un malaise général, de la migraine, des troubles de la vue, des vertiges, des *nausées* et même de l'oppression en dehors des mois de mai et de juin. Nous faisons respirer au malade du *new mown hay*, bouquet composé par les parfumeurs, dont l'odeur correspond assez bien aux émanations du foin, et nous voyons se manifester successivement éternuements, cuisson aux yeux, hypersécrétion nasale, coloration et gonflement de la muqueuse, puis céphalalgie, malaise, éblouissement, vertige, *nausées*, tendance à la syncope.

Obs. VII. — In *Vertiges et odeurs*.

X..., âgé de trente-six ans, employé dans un grand magasin, ne peut souffrir les parfums de toilette et les odeurs de certaines fleurs, de la jacinthe et du lilas surtout, qui provoquent des maux de tête, des *nausées*, des mouches volantes, des sueurs froides et une faiblesse générale.

En mars 1896, il doit rester assez longtemps exposé aux émanations multiples que répand le rayon de parfumerie, et après des éternuements répétés, de l'écoulement nasal, surviennent de la céphalalgie frontale, des *nausées*, des *vomissements* et des vertiges.

En juin 1898, se trouvant en voyage, il se met au lit le soir, bien portant, passe une nuit agitée avec des cauchemars, et le matin, au réveil, il a du vertige, de la céphalalgie et des *nausées*. Il a couché dans une chambre où est une grande armoire remplie de linge parfumé à la peau d'Espagne (musc, civette, essence de roses, de verveine, etc).

A ces sept observations, assez significatives, nous ajouterons encore deux faits qui nous semblent très concluants.

Obs. VIII. — Mme X... est une dame de trente-cinq ans, qui paraît jouir d'une excellente santé; son père, son frère ont des crises d'oppression; elle est mère d'une fillette qui est également asthmatique. Obésité précoce; tempérament nerveux, très impressionnable.

Au mois de juillet dernier, cette personne fait une excursion dans les environs du Mont-Dore avec une compatriote qui, ce jour-là, a exagéré l'usage de l'ylang-ylang. A l'aller du voyage, le temps est beau, la voiture est découverte, Mme X... éprouve des inquiétudes plutôt qu'un malaise défini. Mais, au retour, éclate un orage; le landau doit être complètement fermé, et l'action du parfum se fait vivement sentir. Le sujet est pris de lourdeur à la tête, de *nausées*, de vertige, de *vomissements*. Sueurs abondantes d'abord, puis sensation de froid et état presque syncopal.

Quelque temps après, nous voyons, en présence de sa fille et de sa compagne de route, la malade, qui ne nous fournit aucun renseignement. Grande faiblesse, sentiment de vide dans la tête, pouls petit et fréquent, langue légèrement saburrale. Nous concluons à une indigestion et prescrivons un purgatif salin.

Le lendemain, nous trouvons Mme X... à peu près rétablie; elle nous confie alors, en l'absence de témoins, à quelle cause elle attribue son indisposition, et nous dit que, depuis son enfance, elle a en aversion la plupart des parfums de toilette au point d'en être fort gênée dans ses relations mondaines; à différentes reprises, n'ayant pu se soustraire assez rapidement à l'influence des émanations odorantes, elle a été affectée d'accidents semblables à ceux de la veille.

Le sujet veut bien consentir à ce que, quelques jours après, on place pendant son sommeil, auprès de son lit, un mouchoir parfumé avec de l'extrait de ylang-ylang (tonka, musc, tubéreuse, néroli, iris). Au bout d'une heure, elle se réveille avec de la céphalalgie et des *nausées*.

Obs. IX. — M. X... est un jeune avocat, d'excellente santé, de tempérament neuro-arthritique. Il est sur le point de se marier, et est invité à dîner, au mois de mai, chez des parents de sa fiancée qui habitent les environs de Paris. Il se met à table en de très bonnes dispositions et tout se passe bien jusqu'au dessert; à ce moment, on ouvre la croisée de la salle à manger, et bientôt après M. X... se sent mal à l'aise: faiblesse, sueurs froides, puis *nausées* et *vomissements*.

Le sujet ne s'est pas trompé sur la cause des accidents, il a perçu l'odeur d'acacias en fleurs (robinier, faux acacia), qui sont autour de la fenêtre ouverte, et s'excuse de ne pas avoir osé avouer sa vive répulsion pour ces émanations.

Un parent de la jeune fille, qui a accepté ces explications avec incrédulité et redoute des habitudes d'intempérance, vient nous conter la mésaventure de M. X..., avec qui nous sommes mis en rapport.

Le malade nous dit que son père est atteint d'*hay fever* chaque année à la floraison; lui n'a jamais éprouvé aucun symptôme de l'affection, pas d'éternuements spasmodiques, pas de rhinorrhée, pas de phénomènes dyspnéiques, mais au printemps il est fort incommodé par l'odeur des lilas et des acacias en fleurs, qui détermine des migraines, des envies de vomir et des rejets alimentaires lorsqu'il ne peut échapper assez tôt à l'action de ces senteurs. Il y a douze ans, élève de rhétorique dans un lycée de province, il dut se faire dispenser d'aller aux récréations dans une cour plantée d'acacias au moment où ces arbres fleurissaient. Plus tard, il fut assez violemment éprouvé, après avoir passé une partie de la nuit dans une chambre où l'on avait placé un gros bouquet de lilas.

Quelques jours après, M. X... veut bien respirer de l'extrait de lilas. Quelques éternuements, légère injection de la muqueuse nasale, sensation de malaise général, pesanteur au creux de l'estomac, éructations, envies de vomir, un peu de céphalalgie.

C'est à dessein que nous laissons de côté certains faits où les nausées et vomissements peuvent être imputés à des sensations gustatives. Tel est, par exemple, le cas cité par Bartholin, qui a connu une famille dont tous les membres avaient pour le beurre et le fromage une antipathie des plus prononcées, au point que des enfants, engagés par des caresses à surmonter leur répugnance pour ces substances alimentaires, éprouvèrent constamment, après en avoir mangé, des nausées et des épistaxis.

Et cependant, dans les faits de ce genre, le réflexe nauséeux se rattache le plus souvent au nerf olfactif plutôt qu'au lingual et au glosso-pharyngien. En effet, les physiologistes nous enseignent qu'il n'y a que deux espèces de corps vraiment sapides, les amers et les sucrés. On prend souvent pour des perceptions gustatives, des sensations uniquement transmises par les terminaisons de la première paire. D'après Mathias Duval, les viandes rôties, les fromages, certaines boissons vineuses et autres doivent leurs propriétés sapides au développement d'acides gras ou d'éthers particuliers qui sont odorants. Si l'on se bouche le nez en mangeant, ou si, par suite d'un simple rhume de cerveau, les fosses nasales ne sont plus perméables, on s'aperçoit que la plupart des aliments solides ou liquides n'ont plus de saveur.

Quoi qu'il en soit, nous avons préféré ne nous appuyer que sur des cas de nausées et vomissements déterminés par des odeurs, en dehors de toute intervention de l'organe du goût. Dans les observations II, VI, VIII, IX, nous voyons les accidents reproduits expérimentalement en faisant respirer aux malades de l'essence de pommes, du *new mown hay*, de l'ylang-ylang ou de l'extrait de lilas. Chez d'autres sujets, les phénomènes ont été manifestement occasionnés par les senteurs de fleurs variées, rose, violette, muguet, héliotrope, jasmin, jacinthe, tubéreuse, gardenia, mimosa, acacia, par les émanations du musc, ambre, civette, patchouli, qui entrent dans la composition des parfums de toilette. Nous avons eu aussi à incriminer les odeurs de la corne, de l'asphalte, du pétrole, de la graisse en combustion, de la térébenthine, de la benzine, du phénol et du sulfure de carbone chez deux personnes. En somme, dans la majorité des faits, nous ne nous sommes pas trouvé en présence d'exhalaisons considérées comme désagréables.

Peu importe donc la nature de l'agent odorant. Les effluves les plus suaves peuvent être les seuls dont on ait à redouter la nocivité. Le développement des troubles résulte, avant tout, d'une hyperexcitabilité particulière des filets de l'olfactif et d'une susceptibilité exagérée dans le centre nerveux de la nausée et du vomissement, conditions étiologiques appartenant d'ordinaire au nervosisme et surtout au neuro-arthritisme.

Comme nous l'avons déjà soutenu, nous ne pensons pas que les impressions olfactives soient transmises directement à la région cérébro-spinale par les racines de la première paire cranienne; notre opinion est qu'elles y parviennent par l'intermédiaire du trijumeau. En effet, l'apparition des accidents est d'ordinaire précédée ou accompagnée de phénomènes vaso-moteurs de la pituitaire, éternuements, enchifrènement, écoulement séreux; à différentes reprises, nous avons vu le gonflement et la coloration de la muqueuse nasale se produire sous nos yeux.

L'excitation des terminaisons du nerf olfactif a retenti, par voie réflexe, sur les *nervi erigentes* du tissu caverneux, qui sont fournis par le trijumeau et le grand sympathique, et nous savons que la racine inférieure du trijumeau gagne le bulbe où Lauder Brunton place le centre d'innervation qui préside au vomissement. Ce centre excité donne naissance à la sensation de nausée et puis à un ensemble d'actes réflexes dont les pneumogastriques, par la branche motrice du spinal, et le sympathique par les fibres lisses de l'estomac, sont les véritables instruments.

En outre des noyaux du spinal, du pneumo-gastrique et du glosso-pharyngien, se trouvent également situés dans la région bulbaire, les centres vaso-moteurs, le noyau interne du nerf labyrinthique, l'olive supérieure, le noyau du facial. De là, la concomitance possible de ces manifestations variées, céphalalgies, vertiges, frisson, pâleur, sueurs froides, mouches volantes, éblouissements, palpitations, faiblesse, syncope, oppression, toux, que nous avons constatés chez nos malades à côté des nausées et vomissements. Il s'agit là de troubles par irradiation, qui s'engendrent réciproquement les uns les autres, et plus ou moins facilement suivant les localisations réactionnelles du bulbe chez chaque individu.

L'association de ces différents phénomènes se présente souvent dans le mal de mer, dont la nausée (ναυς, vaisseau) est un des symptômes les plus constants. Nous avons déjà fait connaître nos vues sur la pathogénie de la naupathie, et avons déclaré nous rallier à l'opinion la plus répandue, que, dans la grande majorité des cas, l'affection tenait aux oscillations du navire, aux mouvements de tangage, de roulis, et à l'action produite sur la vue par les vagues et la mobilité des objets environnants. Mais nous avons ajouté que chez quelques sujets, ces conditions étiologiques ne pouvaient entrer en ligne de compte, et que, dans le développement du cortège symptomatique, il fallait accorder une part prépondérante au facteur olfactif.

A l'appui de cette manière de voir, nous pouvons invoquer plusieurs faits où l'emploi nasal de tampons imbibés de cocaïne a donné de bons résultats, et quelques cas analogues à celui que nous avons déjà cité, où le syndrome naupathique a été déterminé par la simple visite d'un paquebot dont on faisait la toilette et dont les grues fonctionnaient pour le chargement des marchandises. Le mélange d'odeurs qui se dégage du bâtiment peut alors être seul mis en cause.

Et parmi les auteurs qui se sont occupés du mal de mer, nous trouvons Guillabert, De Rochas et Rey, qui attribuent aux exhalaisons inhérentes au bateau une influence occasionnelle, bien que secondaire, dans la production des nausées et vomissements; ils ont observé que l'odeur des matières goudronnées, de la graisse, de l'huile, que les émanations s'échappant de l'intérieur du navire, en particulier de la cale, des cabines et du faux pont, venaient en aide au principal élément génésique, aux oscillations du bateau.

Ce sont encore là des arguments en faveur de la thèse que nous soutenons, à savoir que les nausées et vomissements doivent être classés parmi les névropathies réflexes d'origine olfactive.

II

Passons maintenant à l'examen d'autres faits, assez rares, il est vrai, où des perceptions odorantes ont encore eu un retentissement du côté des organes de la digestion, et reproduisons d'abord les quelques renseignements bibliographiques que fournit la littérature médicale à propos des troubles intestinaux.

Hannemann *(Ephem. Nat. Cur.)* parle d'un habitant de Copenhague qui, dans sa jeunesse, éprouvait de violentes *coliques* lorsqu'il flairait des citrons. Il légua cette susceptibilité nerveuse à ses enfants, qui, jusqu'à l'âge de vingt ans, montrèrent la même sensibilité à l'action du citron, et qui, plus tard, furent pris de hoquet chaque fois qu'ils sentaient une pomme de reinette.

Debay rapporte que l'odeur de l'anis produisait un puissant effet *carminatif* chez Voltaire, qui en était singulièrement incommodé.

Bruyerinus *(De re cibaria)* dit que le frère de Jean Quercet, secrétaire de François Ier, avait une perte *hémorroïdale* sous l'influence de l'odeur des pommes cuites. Les pommes de reinette et les pommes d'api amenaient des saignements de nez et de fortes quintes de toux chez Jean Quercet et chez un autre frère.

Dès 1682, Van Helmont *(Opera omnia)* discute dans plusieurs chapitres de son ouvrage les effets des parfums sur la production non seulement de l'épilepsie, mais encore de la migraine, des nausées, des vomissements, du vertige, de la *dysenterie* et autres affections.

Nous nous contentons de signaler ces phénomènes, coliques, flatuosités, flux hémorroïdal, dysenterie, car nous n'avons jamais observé de cas de ce genre.

A propos de symptômes diarrhéiques, nous ne ferons état que des témoignages de Lémery et de John Mackenzie, qui paraissent bien s'appuyer sur des faits attribuables à des impressions olfactives.

Lémery (*Mém. Acad. des sciences,* 1699) raconte « que deux personnes qui restèrent, durant cinq ou six heures, dans une chambre où il y avait des roses pâles, furent violemment purgées par haut et par bas ».

John Mackenzie (IXe Congrès Assoc. laryngol. amér.), dans son étude sur *Le réflexe nasal pathologique,* écrit : « Chez certains individus, ou même dans des familles, on voit une antipathie particulière pour certaines fleurs ou aliments se manifester par des épistaxis, des purgations violentes, ou même par des convulsions épileptiformes. »

Il nous est difficile d'accepter l'interprétation donnée par les auteurs à certains cas de diarrhée déterminée par les poussières de substances drastiques. Par exemple, Boyle dit qu'un de ses amis ayant fait piler de l'ellébore noir, tous ceux qui étaient dans la même chambre furent purgés.

Sennert *(Encyclop.)* a vu la coloquinte amener les mêmes accidents.

Smetius rapporte que plusieurs personnes ont été purgées par la seule odeur de la boutique d'un pharmacien.

Panaroli *(Iatrologism)* affirme avoir été lui-même atteint de diarrhée, à deux reprises différentes, après avoir assisté à la préparation d'une potion purgative.

Et Whytt *(Traité des mal. nerv.)* soutient à ce sujet que le flux intestinal ne se produit pas si les individus sont affectés de coryza aigu, ou si un épaississement chronique de la muqueuse nasale s'oppose au contact des particules odorantes avec les terminaisons olfactives. Nous sommes plutôt porté à croire qu'il s'agit alors de phénomènes d'absorption générale. Les substances incriminées tenues en suspension dans l'atmosphère, sous la forme pulvérulente, ont été introduites dans l'économie par la déglutition et par la respiration. Et Rabuteau enseignait, dans son cours de thérapeutique, qu'il suffisait d'une très faible dose de poudre de coloquinte absorbée par les voies aériennes pour donner lieu à des effets purgatifs.

Nous connaissons aussi les faits analogues à celui relaté par Schneider *(De Osse cribrif.)*, qui a donné des soins à une jeune fille qui fut abondamment purgée après avoir perçu l'odeur d'une potion purgative destinée à sa sœur, et que cette dernière avala sans résultat. Mais doit-on mettre en cause ici les principes odorants? N'a-t-on pas plutôt affaire à une diarrhée émotive par auto-suggestion?

Nous ne tiendrons donc pas compte de ces cas, d'interprétation douteuse, pour établir que des accidents diarrhéiques ont parfois pour point de départ des sensations olfactives, ainsi que le montrent les deux observations qui suivent.

Obs. X. — Mme X... vient, en avril 1900, nous demander d'examiner ses fosses nasales. Depuis quelques mois elle respire moins bien d'un côté du nez et mouche par moments des mucosités peu épaisses, assez abondantes. Disons de suite que nous constatons une rhinite hypertrophique gauche, surtout marquée sur le cornet inférieur.

La malade veut aussi savoir si on ne doit pas rattacher à cette affection des dérangements intestinaux et des migraines que provoquent chez elle les émanations de la graisse et de l'huile en combustion.

En dehors d'un certain degré de nervosisme, état général excellent, pas de troubles gastriques; en temps ordinaire, fonctionnement régulier des organes abdominaux.

Mme X... nous dit que les parfums des fleurs et des préparations de toilette lui sont très agréables, mais qu'elle a toujours eu de la répulsion pour l'odeur d'une lampe à huile qui file, d'une chandelle qui s'éteint, d'une cuisine où brûle de la graisse.

A l'époque de son mariage, elle dut habiter, dans une usine, un appartement voisin du local des machines. Elle fut, à de nombreuses reprises, affectée de maux de tête, coliques et diarrhée, dont on ne put pendant quelque temps découvrir la cause. Enfin, elle finit par remarquer que les symptômes intestinaux paraissaient lorsque le vent, soufflant d'ouest, poussait du côté de son habitation les exhalaisons des machines. L'exactitude du fait ayant été vérifiée, la malade abandonna l'usine, et fut débarrassée des coliques et manifestations diarrhéiques.

L'influence nocive des mêmes odeurs se montre également lorsque Mme X... voyage en chemin de fer, certains jours où, par des conditions atmosphériques mal définies, les corps gras de la locomotive, des essieux, laissent sentir plus activement les produits volatils qu'ils dégagent. Pendant plusieurs années, elle a dû renoncer à monter dans des trains qui manquaient de wagon-toilette. L'emploi nasal de tampons d'ouate imbibée d'une solution de cocaïne lui permet maintenant de voyager par tous les temps, sans avoir un dérangement d'entrailles.

La malade nous dit encore qu'un soir, s'étant endormie dans

un fauteuil, près d'une lampe à huile qui filait, elle se réveilla, au bout d'un quart d'heure, avec un léger mal de tête, des éternuements, et de l'hypersécrétion nasale; pendant la nuit, elle eut plusieurs selles liquides.

Obs. XI. — X... est le frère d'un camarade médecin; il appartient à une famille de neuro-arthritiques, qui compte plusieurs asthmatiques parmi ses membres. Il y a une vingtaine d'années, il a commencé des études médicales, mais il a dû les abandonner parce qu'il ne pouvait supporter l'odeur de l'acide phénique.

Entrait-il dans une salle de chirurgie dont l'atmosphère était viciée par des émanations phéniquées, il était pris de malaise, de palpitations, d'angoisse; sa vue se troublait, son corps se couvrait de sueurs, alors qu'il n'éprouvait aucun symptôme en fréquentant les services où le phénol n'était pas utilisé.

Un jour, à la salle d'opération de l'hôpital Beaujon, le spray fonctionnait pendant une laparotomie. X... essaya de se faire violence, dans le but d'arriver à l'accoutumance; il s'efforça de résister aux troubles ordinaires, mais finit par tomber en défaillance. Il perdit connaissance. Pendant la journée et la nuit suivante, il se plaignit de vives démangeaisons sur tout le corps, sans la moindre éruption; il eut plusieurs évacuations diarrhéiques.

X... se défend énergiquement d'être impressionné par la vue du sang, il a pu impunément assister à de grandes opérations pratiquées sans emploi de phénol. Il est convaincu que l'élément émotif ne joue aucun rôle dans son cas. Il a, du reste, été assez fortement purgé après avoir séjourné plusieurs heures dans une chambre où il avait cherché à tolérer l'odeur d'une solution phéniquée répandue dans la pièce.

Quel est le mécanisme de production de ces diarrhées dues aux odeurs? L'influence du système nerveux sur l'hypersécrétion des liquides intestinaux est connue de tous; chacun sait qu'une grande joie, une violente douleur morale, la peur, la colère, en un mot les émotions vives, sont parfois suivies d'un mouvement diarrhéique. Le centre vaso-moteur reçoit alors une excitation d'ordre psychique et la transmet aux vaso-dilatateurs de l'intestin. Dans la diarrhée d'origine olfactive, l'impression part des filets terminaux de la première paire, et arrive, par l'intermédiaire du trijumeau, à la région bulbaire, d'où elle parvient aux glandes intestinales.

III

Il est encore, du côté des voies digestives, des troubles sécrétoires qui doivent être rattachés à l'action des émanations odorantes; nous voulons parler de la surabondance du liquide salivaire, qu'on peut avoir occasion de rencontrer, et qu'il est, dès lors, intéressant de signaler.

La salivation ne résulte pas de l'irritation directe produite par les aliments sur les glandes salivaires, qui sont trop éloignées de la muqueuse buccale; il est généralement admis que cet acte physiologique est sous la dépendance d'un phénomène réflexe qui a pour point de départ les ramifications du nerf lingual et du glosso-pharyngien, et parfois du pneumogastrique. Mais, étant données les relations étroites que nous avons déjà signalées, qui existent entre le goût et l'olfaction, n'y a-t-il pas lieu de se demander si les terminaisons de la première paire ne prennent aucune part au transport de l'excitation sur le centre nerveux de la salivation, qui siège encore dans la moelle allongée? En tout cas, nous savons, par l'observation de chaque jour, que l'odeur d'un mets savoureux « fait venir l'eau à la bouche ».

Bien plus, la sécrétion parfois s'accroît dans de notables proportions; l'écoulement peut même aller jusqu'au ptyalisme.

Whytt *(loc. cit.)* écrit : « Il suffit qu'un individu qui a faim sente l'odeur d'un aliment qu'il aime pour que la salive lui coule en abondance. »

Debay *(Les parfums et les fleurs)* dit que : « Deux gastronomes, l'un des rives de la Tamise, l'autre des bords de la Garonne, éprouvaient subitement une salivation fluente lorsque leur odorat était affecté d'une odeur favorite. Chez l'Anglais, c'était le fumet du rosbif qui ouvrait les glandes salivaires; chez le Français, c'était l'odeur des truffes. »

Willemin *(Diction. Dechambre)* note que le parfum d'un aliment inonde la bouche de salive, et rappelle que Magendie a connu une personne chez qui la même impression déterminait un jet de salive projeté à plusieurs pieds de distance.

Il s'agit là de substances alimentaires qui avaient été déjà mises en contact avec la muqueuse linguale, si bien qu'on peut, à la rigueur, en attribuer les effets à un réflexe cérébral, par idée, par souvenir. Mais dans les faits qui suivent, le flux salivaire a été manifestement provoqué par l'odeur de plantes, de fleurs, de préparations de toilette, de produits médicamenteux, sans une intervention quelconque de substances nutritives.

Bierlingius *(Adv. Cur. cent.)* raconte qu'une femme de haute naissance, visitée par des jeunes filles dont les cheveux étaient couverts de poudre de troène très odorant, fut si vivement affectée par cette odeur qu'elle fut prise immédiatement de douleurs de tête très vives et de ptyalisme abondant.

Whytt nous apprend que : « les émanations de l'eau de la Reine de Hongrie, flairées avec force, font venir beaucoup de salive à la bouche. »

Nous-même *(Vertiges et odeurs)* nous avons donné des soins à une jeune femme, atteinte d'une névralgie à la nuque et à l'épaule, chez qui, après une application de salicylate de méthyle, survinrent de la céphalagie, du vertige et une sécrétion abondante de salive, phénomènes qui cessèrent après quelque temps passé au grand air. Ces symptômes ne préoccupèrent pas la malade, qui les avait déjà présentés à différentes reprises, après avoir subi l'influence de certaines fleurs et parfums, vanille, lavande, néroli, patchouli. En faisant respirer de l'essence de menthe au sujet, il nous a été possible d'amener en quelques minutes des éternuements et de l'enchifrènement.

Voici, en outre, un cas de ptyalisme des plus probants.

Obs. XII. — X... est un jeune Américain, âgé de vingt ans, que nous voyons au Mont-Dore en juillet 1901; très nerveux, très irritable, il paraît jouir d'une bonne santé. Grand et vigoureux, il excelle dans les différents sports. Pas le moindre essoufflement en dehors des crises dyspnéiques qui accompagnent quelquefois des accès de *Rose Cold*, affection dont est atteint le malade depuis l'âge de quatorze ans, et pour laquelle il a sans succès suivi autrefois différents traitements médicaux et rhino-chirurgicaux. A l'examen rhinoscopique, la muqueuse est gonflée et injectée du côté droit, où il existe sur la cloison, au niveau du cornet moyen, une zone hyperesthésiée. Si l'on touche ce point avec une sonde, le malade est pris d'éternuements et de larmoiement.

X... nous dit qu'au début les symptômes faisaient, en Amérique, leur apparition au mois de juillet et se manifestaient, après une promenade à la campagne, sous forme d'éternuements répétés, d'écoulement aqueux, d'obstruction nasale, de cuisson, rougeur aux yeux, de larmoiement et aussi d'un fréquent besoin de crachoter.

En 1898, commencèrent les phénomènes dyspnéiques. Lorsque le coryza vaso-moteur doit occasionner un accès d'asthme pendant la nuit, le malade en est averti par une salivation, abondante durant le jour, qui s'atténue et cesse à mesure que l'oppression se développe.

X... ne pense pas que, dans son cas, il y ait lieu d'incriminer les poussières, la lumière du soleil, la chaleur, les bons repas, les boissons alcooliques, les orages. Il soupçonna d'abord le pollen des plantes; mais, à l'heure actuelle, il accuse l'odeur des fleurs, depuis surtout que les accidents nasaux, oculaires, salivaires et bronchiques, se montrent également en dehors de la période estivale, sous l'influence des parfums.

Venu en France, en août 1900, le malade n'a eu, pendant la mauvaise saison, que deux crises, l'une à Paris, après avoir passé la soirée au théâtre, près d'une dame parfumée avec un bouquet à la Maréchale; l'autre à Cannes, après avoir été exposé peu de temps aux effluves du mimosa. Dans ces deux atteintes, le ptyalisme fut le symptôme dominant; la dyspnée fut, au contraire, peu marquée.

Vers le milieu de mai, le sujet, qui était affecté plus tardivement en Amérique, crut pouvoir sans inconvénient aller à la campagne et déjeuner sous une tonnelle, dans un jardin en pleine floraison. De violents accès d'asthme revinrent pendant six nuits consécutives, alors que la salivation était peu accentuée. Il y a donc à souligner une certaine alternance entre l'intensité des troubles salivaires et bronchiques.

Les senteurs les plus redoutées sont celles de la rose, de la violette, du jasmin, de la tubéreuse, de la lavande, du Portugal, de la Rondeletia.

Au Mont-Dore, X... veut bien se soumettre pendant plus de dix minutes à l'action de l'eau de lavande pulvérisée; des éternuements, de l'enchifrènement, de la cuisson aux yeux et de la céphalalgie ne tardent pas à paraître. Puis vient la salivation: en une heure environ, le malade rejette plus d'un demi-litre de salive. La crise est rapidement enrayée par l'emploi nasal de l'acide carbonique chaud qui se dégage des sources thermales.

Cette hypersécrétion salivaire due aux parfums est une simple variété du ptyalisme envisagé comme névropathie nasale et étudié d'abord par Hack et par Fraenkel, qui les premiers en ont rapporté des observations.

Nous-même, dès 1887 *(Vertige nasal)*, nous avons cité le fait d'un confrère chez qui l'usage du tabac à priser amenait une rhinite vaso-motrice avec céphalalgie frontale, vertige et salivation très abondante. En 1900 *(Du gaz carbonique)*, nous avons parlé d'un contrôleur de théâtre qui, après avoir respiré la poussière des routes, était pris d'éternuements paroxystiques, de rhinorrhée et d'une pesanteur presque douloureuse dans la mâchoire inférieure avec salivation très exagérée.

Trasher et Bosworth ont aussi, chacun, publié deux cas du même genre, dont la guérison a été obtenue par un traitement rhino-chirurgical.

Enfin, le ptyalisme a été signalé chez les enfants porteurs de végétations adénoïdes, et, en la circonstance, une rhinite hypertrophique concomitante provoque la névropathie nasale. L'excitation du trijumeau est alors primitive et n'est plus précédée d'un réflexe partant des filets de la première paire, comme dans la variété olfactive.

Il nous reste à dire quelques mots de l'odontalgie et du spasme œsophagien, accidents que nous n'avons trouvés mentionnés nulle part et qui, cependant, peuvent être également engendrés par les odeurs.

En ce qui concerne l'odontalgie, nous n'avons pas d'observation personnelle à enregistrer, mais nous avons connaissance d'un fait dont l'authenticité nous a été affirmée par nos regrettés maîtres, Jules Simon et de Saint-Germain, vieux camarades du malade. Ce client, dirigeant une savonnerie, s'intéressait à nos recherches sur les parfums, et il aimait à raconter que, dans sa jeunesse, alors qu'il était atteint de coryza spasmodique, il ressentait de violentes douleurs dans la mâchoire supérieure gauche chaque fois qu'il sentait l'odeur du poisson de mer un peu avarié. Deux dents absolument saines lui avaient été extraites sans le moindre résultat, sa dentition étant alors en très bon état. Ces phénomènes névralgiques avaient cessé lorsque l'odorat du malade avait faibli par le développement de polypes muqueux. Nous avons donné plus tard des soins au sujet, devenu très emphysémateux; il n'avait plus qu'à intervalles éloignés des crises d'asthme atténuées, à la production desquelles l'élément nasal ne paraissait prendre aucune part.

Nous estimons qu'il s'agit encore là d'une névrose réflexe émanant de l'olfactif et du trijumeau. L'odontalgie, du reste, a depuis longtemps été inscrite par Heymann sur la liste des névropathies nasales.

Hack est du même avis : « Je suis persuadé, » dit-il, « que maintes attaques névralgiques dans les dents du maxillaire supérieur prennent leur origine dans l'irritabilité exagérée de la muqueuse du nez. » Il croit, par vaso-dilatation réflexe, à une hyperémie et à une imbibition séreuse du névrilème des nerfs dentaires.

Nous avons aussi *(Gaz carbonique)* noté le cas d'un vieux fumeur chez qui, à la suite de froid aux pieds, survenaient, à l'arrière-gorge des poussées hyperémiques, qui envahissaient bientôt les fosses nasales, en donnant lieu à un écoulement abondant, à de violentes douleurs de tête et à des névralgies dans la région dentaire supérieure.

Enfin, pour terminer, disons, en passant, que nous n'avons jamais rencontré de paresthésies pharyngées, sensations de cuisson, de sécheresse, de corps étrangers attribuables aux odeurs, et arrivons au seul fait de spasmes œsophagiens qu'il nous a été permis d'observer, bien que nos recherches aient été dirigées spécialement sur ce point.

Obs. XIII. — X..., âgé de vingt-quatre ans, habite une ville du Nord; son père, asthmatique, à qui nous donnons des soins depuis de longues années, nous l'envoie en octobre 1900, afin que nous examinions son nez et jugions si une lésion nasale ne commande pas aux symptômes œsophagiens qu'il a présentés. Névropathe avéré, caractère très impressionnable, presque mélancolique. Envies fréquentes de pleurer. Vie très régulière, aucun écart de régime, pas d'alcool, pas de tabac.

A l'examen des fosses nasales, éperon cartilagineux assez marqué de la cloison, qui est deviée du còté droit; le calibre du conduit est diminué bien qu'il n'y ait pas de rhinite hypertrophique caractérisée; nous ne découvrons pas de points hyperesthésiés. Dans la gorge, rien d'anormal, pas de pharyngite chronique, les amygdales palatine et linguale ne sont pas volumineuses, pas de végétations adénoïdes.

X... nous dit que les parfums des fleurs et des préparations de toilette ne lui ont jamais été désagréables, mais que de tout temps il a été incommodé par l'odeur de la graisse en combustion, d'une fuite de gaz d'éclairage, de la benzine, du pétrole, du sulfure de carbone, des fosses d'aisances, du malt. Ces émanations, suivant la durée et l'activité de leur influence, amenaient de la céphalalgie, des quintes de toux sèche, des éblouissements, des nausées, vomissements, avec éternuements et enchifrènement.

Une affection grippale avait affaibli le malade, augmenté l'irritabilité nerveuse, déterminé des insomnies fréquentes, lorsqu'en janvier 1898, après avoir mangé une petite quantité de choucroute rance, il fut pris, un soir, de malaise, nausées, renvois odorants, angoisse, sueurs froides, défaillance. Grâce à une potion calmante, la nuit ne fut pas trop mauvaise; mais, le lendemain, il ne pouvait avaler ni les aliments solides ni les liquides; à chaque essai d'ingurgitation, X... devait aussitôt rejeter ce qu'il avait tenté d'absorber. Sensations de serrement, de strangulation ; à la région du cou, en arrière de la partie supérieure de la trachée, douleurs sourdes avec irradiations plus vives entre les épaules. Au bout de vingt-quatre heures, les liquides passaient, et, trois jours après, toute gêne dysphagique avait disparu.

Depuis lors, les phénomènes spasmodiques de l'œsophage se sont montrés à différentes reprises sous l'action des odeurs. Ils ont été surtout marqués dans la circonstance suivante : X... s'était rendu pour ses affaires dans un peignage et avait dû séjourner environ quinze minutes dans une pièce voisine de l'endroit où s'opère le désuintage, c'est-à-dire du local où la laine est débarrassée de son suint par des lavages dans de l'eau chaude alcaline. Nausées, vomissements, céphalalgie, angoisse, suffocation, sueurs froides, état demi-syncopal, puis douleurs constrictives du cou, dysphagie complète des solides et des liquides pendant une semaine, avec régurgitations immédiates.

Les accidents ont encore été caractérisés, mais à un degré moindre, un jour que, X... se trouvant à la campagne, il était resté au lit le matin alors qu'on faisait la lessive du linge dans un pavillon non éloigné de sa chambre. Enfin, les troubles de déglutition ont porté seulement sur les aliments solides, après une partie de pêche où le sujet était placé sous le vent d'une raffinerie peu distante et dont il recevait les émanations désagréables.

Le malade a, en outre, éprouvé plusieurs fois un serrement au cou et une légère gêne à avaler après avoir été exposé aux exhalaisons des substances que nous avons indiquées.

Les faits de ce genre relèveront, sans conteste, de l'*œsophagisme nasal* que nous croyons avoir été le premier à étudier en 1889.

Nous avons montré que, dans certains cas, les troubles dysphagiques avaient une origine nasale, en nous appuyant : 1° sur l'apparition des phénomènes spasmodiques au moment de poussées congestives du côté de la pituitaire ; 2° sur leur développement consécutif à des manœuvres excitantes sur la muqueuse des cornets, contact de la sonde, douche liquide, cautérisation ; 3° sur la cessation momentanée des accidents par l'emploi local de la cocaïne ; 4° sur la guérison de l'affection par un traitement rhino-chirurgical. Nous avons donc conclu à l'existence de l'œsophagisme en tant que névropathie nasale, et à l'irritation directe de la moelle allongée par l'intermédiaire du trijumeau.

Dans la variété olfactive, comme pour le vomissement de même provenance, l'excitation primitive vient des filets de l'olfactif, mais elle est encore transmise secondairement au noyau du pneumogastrique par le trijumeau. C'est le mécanisme de production, invoqué déjà pour les différents troubles réflexes d'ordre digestif que nous venons de rattacher à l'influence des odeurs.

Bordeaux — Imp. G. GOUNOUILHOU, rue Guiraude, 11.

www.ingramcontent.com/pod-product-compliance
Ingram Content Group UK Ltd.
Pitfield, Milton Keynes, MK11 3LW, UK
UKHW020444220726
13923UKWH00005B/2332

9 782019 275518